AF499120

DU CŒUR

DANS LA

TUBERCULOSE PULMONAIRE CHRONIQUE

PAR

WILLIAM ROWLATT

Docteur en médecine de la Faculté de Paris,
Ancien interne provisoire des hôpitaux de Paris.

PARIS
O. DOIN, LIBRAIRE-EDITEUR
8, PLACE DE L'ODÉON, 8.

1881

DU CŒUR

DANS LA

TUBERCULOSE PULMONAIRE CHRONIQUE

PAR

WILLIAM ROWLATT

Docteur en médecine de la Faculté de Paris,
Ancien interne provisoire des hôpitaux de Paris.

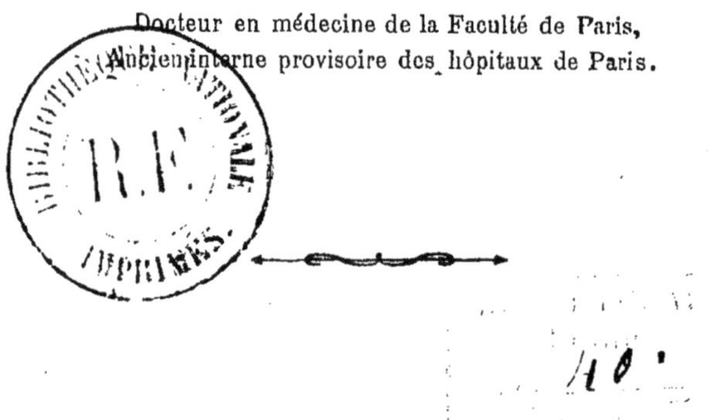

PARIS
O DOIN, LIBRAIRE-EDITEUR
8, PLACE DE L'ODÉON, 8.

1881

DU CŒUR

DANS LA

TUBERCULOSE PULMONAIRE CHRONIQUE

INTRODUCTION

S'il est une maladie qui a attiré plus que toute autre; l'attention des cliniciens de tous temps et de tous pays, c'est assurément la tuberculose pulmonaire. Depuis la plus haute antiquité jusqu'à nos jours, nous rencontrons les travaux les plus remarquables consacrés à son étude. Aussi, vouloir apporter une nouvelle pierre à cet édifice si imposant paraît, au premier abord, une œuvre téméraire. Mais si l'étude des altérations du tissu pulmonaire ainsi que des signes qui en résultent directement ne laisse guère à désirer ; il n'en est pas de même de l'étude des autres organes qui sont compromis par la marche de la maladie, et nous avons toujours été frappé en parcourant les ouvrages les plus autorisés du peu de cas que les auteurs paraissent faire du rôle du cœur dans l'affection tuberculeuse du poumon. Cette indifférence avait lieu d'étonner lorsqu'il s'agissait de deux organes tels que le cœur et le poumon dont le fonctionnement et les destinées sont si étroitement liés.

Dans les auteurs anciens, il est à peine fait mention de l'état du cœur dans les observations fort détaillées d'ailleurs de tuberculose pulmonaire. La recherche clinique des altérations cardiaques ne paraît pas avoir attiré leur attention davantage. Quelques auteurs modernes, au contraire, ont voulu voir des modifications fréquentes et étendues du cœur dans la tuberculose pulmonaire, et sont allés jusqu'à leur prêter parfois une influence salutaire sur l'allure générale de la maladie. Nous croyons que les deux manières de voir sont également erronnées.

Il nous a été donné dans ces derniers temps d'observer de nombreux cas où la participation du cœur à l'évolution de la maladie pulmonaire autrement qu'en qualité de simple spectateur était des plus manifestes. Dans un de ces cas notamment que nous avons pu observer dès son début, cette participation était très évidente, et, croyons-nous, n'était pas étrangère à la production de certains symptômes.

Quelle est la fréquence et la nature des altérations du cœur dans le cours de la tuberculose pulmonaire chronique ? Dans quelle mesure ces altérations retentissent-elles sur la marche du processus morbide, et quelle part prennent-elles dans la production de certains symptômes? Voici autant de questions qu'il serait du plus haut intérêt clinique de voir élucidées. C'est ce que nous allons essayer de faire dans la faible mesure de notre compétence. Nous consacrerons ensuite un chapitre à l'étude du diagnostic des altérations cardiaques dans la tuberculose pulmonaire chronique. Dans un autre chapitre nous verrons quels sont les signes pronostiques que l'on peut tirer de l'examen du cœur, et nous terminerons par quelques considérations sur les indications thérapeutiques qui peuvent fournir les modifications tant fonctionnelles qu'organiques de l'organe central de la circulation.

HISTORIQUE

La littérature médicale en Franc, en Angleterre et en Allemagne abonde depuis quelques années en matériaux scientifiques, ayant plus ou moins trait au sujet qui nous occupe. Mais on ne retrouve plus cette richesse de matières si l'on consulte la littérature du siècle dernier. Aussi les auteurs de cette époque paraissent-ils avoir réservé toute leur sollicitude pour l'étude de la maladie pulmonaire en elle-même, sans s'arrêter à la considération des autres organes pouvant être compromis par la désorganisation des organes respiratoires.

Sénac (1749) et bien plus tard Covisart (1806) paraissent être les premiers sous ce rapport qui aient fait exception à la conduite de leurs prédécesseurs. A partir de ce moment, la littérature s'est enrichie des travaux de Portal en 1809, de Bayle en 1810 et de Louis en 1813 qui, tous par leurs travaux, ont mis en relief l'importance du retentissement des maladies pulmonaires sur le cœur. Enfin Schoffel, en 1855, en fit le sujet d'une thèse considérable. Dix ans plus tard, M. le docteur Gouraud faisait un travail des plus remarquables dans lequel il précisait les termes de la question de physiologie pathologique qui domine toute la pathologie cardio-pulmonaire. Depuis la publication de cette thèse, personne en France n'ignore l'importance des maladies pulmonaires dans la production des altérations du cœur droit, et nous estimons que la pathologie générale a fait un grand pas le jour où ce fait est devenu acquis à la science.

Nous ne devons pas oublier les faits intéressants publiés par Meynet en 1867, par Solmon en 1868 et par Petit en 1873 qui tous ont contribué à jeter la lumière sur la question qui nous intéresse.

MM. Brun-Bourdaux (Contributions à l'étude des maladies du Cour droit dans la Phthisie, Paris 1877), et Barrabé (Etude des lésions cardiaques dans le Cours de la Phthisie pulmonaire chronique, Paris 1878) méritent une mention spéciale pour les efforts qu'ils ont faits pour élucider ce point de pathologie. Pour être complet, citons les travaux de MM. Hérard et Cornil, (1867) Pidoux (1874) et les leçons cliniques professées par M. le docteur Jaccoud à l'hôpital de Lariboisière, ainsi que les articles « Cœur » dans les deux dictionnaires qui sont dus à la plume de MM. Raynaud, Parrot, Potain et Rendu, où l'on trouvera des résumés de l'état actuel des connaissances scientifiques sur ce chapitre.

En Angleterre, la relation des maladies pulmonaires et cardiaques entre elles paraît avoir attiré l'attention des médecins plus tardivement qu'en France. Nous croyons que c'est à E. W. King que revient l'honneur d'avoir le premier, dans son « Essai on the safety valve function in the right ventricle of the Human Heart » qu'il a publié dans les Guys' Hospital Reports, t. II, de l'année 1837, fait ressortir l'importance du ventricule droit au point de vue dynamique dans le jeu des organes de la respiration et en a tiré des déductions pathologiques. M. Norman Chevers plus tard dans une série d'articles publiés dans les journaux de médecine, notamment dans le London Médical Gazette pour l'année 1861, insistait sur la fréquence de la tuberculose pulmonaire accompagnée d'altérations cardiaques, et M. Milner Fothergill vint apporter dans un travail des plus intéressants l'appui de sa grande autorité aux conclusions déjà formulées par M. Normand Chevers. (Milner Fothergill « The mutual relations of Diseases of the Heart and Respiratory organs » Lancet, 1874, p. 626.)

MM. Peacock (1854) Stokes (1864) et Graves dans ses cliniques se sont tous occupés de la question du retentissement cardiaque des maladies pulmonaires, mais à un point de vue moins spécial que les auteurs que nous avons cités plus haut. Enfin, nous devons citer les faits intéressants publiés par Smart « Stenosis of the pulmonary artery from endocarditis in the fœtal stage, increased by endocarditis after puberty; death by Phthisis ». — Lancet, 1871) par Shapter (Obs. « on Diseases of the Heart and Lungs ». — *Brit. Méd. Journal*, 1866) et Notes and Obs. on Diseases of the Heart and Lungs ». — *Brit. Méd. Journal*, 1875) et par Wilson Fox « Analysis of Obs. on Temperature, pulse and Respiration in Phthisis and acute tuberculisation of the Lungs ». — (*Med. and. Chirurg. Transactions*. London, 1873), ainsi que le beau travail de Walshe « (A practical treatise ou Diseases of the Lungs and Heart » London, 1871.)

En Allemagne, en dehors des auteurs qui ont publié des travaux plus ou moins spéciaux sur les accidents du cœur, il en est un certain nombre qui ont abordé les questions de physiologie pathologique qui intéressent si vivement les altérations cardio-pulmonaires. Parmi ceux-ci nous devons citer la statistique sur la coïncidence de la phthisie pulmonaire avec le rétrécissement de l'artère pulmonaire fournie par Stolker dans un travail publié par lui dans le *Sweitzer Zeitschrift für Heilkunde* pour l'année 1864 (Beitrage zur Pathologie der angeborenen Stenose der Arteria pulmonalis), ainsi que le travail de Frommolt. De la concomitance de la phthisie pulmonaire avec les altérations des valvules cardiaques (*Arch. für Heilkunde*, 1875). Mais c'est surtout Lebert qui a mis en cause les troubles de la circulation cardio-pulmonaire comme cause déterminante de la phthisie pulmonaire, d'abord dans un travail qui a paru dans le *Berliner Klin. Wochens.* pour l'année 1867 sur l'influence de la Sténose de l'infundibulum de l'artère pulmonaire, de l'orifice de cette artère et des canaux qui lui font suite; sur l'éclosion de la tuberculose pulmonaire ; et puis dans un travail publié dans le *Médical Times et Gazette* pour 1870. Dans son traité pratique et clinique de la phthisie pulmonaire on trouvera également des détails fort intéressants.

DE LA STENOSE PULMONAIRE.

Un des points les plus controversés dans l'histoire de la pathologie cardiaque des tuberculeux est assurément celui de la sténose de l'artère pulmonaire et de son orifice comme cause productrice de la tuberculose des poumons. Nous croyons que c'est à M. Norman Chevers que revient l'honneur d'avoir le premier soupçonné cette influence. Son premier travail parut dans le *London médical Gazette* de 1851. En 1863 paraissait un travail de Mannkopf dans les *Archiv. fur Anat. u. Physiol.* sur le même sujet. Mais c'est surtout Lebert qui a traité de cette question dans son *Traité pratique et clinique de la phthisie pulmonaire* et qui a fourni à cet égard des statistiques fort intéressantes. Nous devons également faire mention des travaux statistiques de Stolker (*Sweitzer Zeitschr. f. Heilkunde*, 1864). Enfin, Louis, Farre, Travers, Gregory, Creveld, Frerichs, Duchec et Smart ont tous publié des cas de sténose pulmonaire avec production de la phthisie.

La sténose que l'on a observée dans un grand nombre de cas ne portait pas seulement sur l'orifice de l'artère pulmonaire, mais encore sur un point du vaisseau lui même. Quelquefois c'était le tronc artériel qui était le siège du rétrécissement quand l'orifice était indemne, comme dans les observations publiées par Solmon, Shoffel, Fonssagrives, Oppolzer et Baréty. Dans le plus grand nombre de cas cependant la sténose était limitée au niveau de l'orifice artériel. L'artère pulmonaire est généralement dilatée en aval de la sténose, ce qui a lieu d'étonner au premier abord, car la tension sanguine doit y être diminuée. Solmon croit cependant que la tension y est augmentée quand même à cause de l'oblitération des petites ramifications de l'artère pulmonaire et la gêne circulatoire qui en résulte. Nous serions toutefois plus disposés à croire, avec les auteurs de l'article *Cœur* du Dictionnaire encyclopédique, que cette dilatation est l'effet d'une endartérite chronique, et l'athérome de l'artère pulmonaire et de ses branches, lésions qui coïncident presque toujours avec l'endocardite valvulaire, cause de la sténose. Cette endocardite peut avoir lieu pendant la vie fœtale et donner lieu à la sténose congénitale comme le prouve le cas publié par Smart dans *The Lancet* de 1871. Chez le malade qui fournit le sujet de cette communication, il y eut une récidive d'endocardite après la puberté avec augmentation des phénomènes de sténose; finalement il mourut de phthisie.

La sténose de l'orifice de l'artère pulmonaire est une des altérations les plus rares de celles qui atteignent les orifices du cœur.

Mais il est intéressant de noter, comme l'ont fait remarquer Skoda, Erichsen et Lebert, que c'est principalement chez les tuberculeux qu'on rencontre cette lésion. Ceci ne veut pas dire que tous les individus atteints de cette altération doivent nécessairement devenir tuberculeux. Il suffirait de signaler le cas publié par Philouze dans les *Bulletins de la Société anatomique* pour l'année 1826, pour prouver le contraire. Certains auteurs allemands paraissent presque disposés à croire le contraire. D'après Lebert, l'influence pernicieuse de la sténose pulmonaire sur les poumons se ferait sentir surtout après la puberté.

Dans vingt-quatre cas de rétrécissement pulmonaire, Lebert a constamment rencontré des altérations tuberculeuses dans les poumons.

Le poumon gauche d'après le même auteur serait le siège des altérations les plus étendues, mais le poumon droit serait ordinairement le point de départ des foyers broncho-pneumoniques. Cette opinion est partagée par MM. Norman Chevers et Constantin Paul. Dans la statistique de Stolker on trouve sur un total de 116 cas de rétrécissement pulmonaire réunis par l'auteur, 15 cas où il y avait des altérations tuberculeuses des poumons. On voit que ces derniers chiffres sont loin d'être d'accord avec la proposition de Lebert qui dit qu'un tiers des personnes atteintes de sténose pulmonaire meurent de la tuberculose dans l'enfance ou dans l'adolescence.

Sans aller aussi loin que M. Maurice Reynaud dans son article sur le cœur dans le Dictionnaire dirigé par M. Jaccoud, où il est dit que l'influence de la sténose comme cause productrice de la tuberculose est douteuse, nous croyons qu'il y a de l'exagération dans l'opinion de Lebert.

Les altérations pulmonaires qui résultent de la sténose artérielle ne sont pas toujours les mêmes. Quelquefois l'on trouve de véritables granulations tuberculeuses dans les poumons, plus souvent les lésions de la pneumonie caséeuse. D'après Solmon il se ferait des thromboses vasculaires qui deviendraient l'occasion d'hémorrhagies pulmonaires et ces noyaux hémoptoïques subiraient à leur tour la dégénérescence caséeuse. Comment la sténose pulmonaire peut-elle donner lieu à l'éclosion de tubercules dans les poumons?

Peut-être est-ce ainsi que le veut Lebert par suite de l'anémie pulmonaire qui résulte du trouble de la circulation et même de la petitesse des poumons ainsi qu'il a été constaté dans bon nombre d'autopsies ; mais nous pensons que le rôle principal revient à l'insuffisance de l'hématose pulmonaire et par suite aux troubles généraux.

La phthisie dans ces cas ne débute pas généralement avant l'âge de 15 ans et d'après les statistiques de Lebert ce serait de 15 à 25 ans qu'elle fait le plus de victimes. La prédisposition héréditaire n'a pu être constatée. Il est un point intéressant à noter, c'est que les phthisiques ayant une sténose pulmonaire n'étaient pas issus de parents tuberculeux.

La palpation chez ces malades révèle souvent à la partie supérieure et gauche de la poitrine un frémissement intense depuis la 2e jusqu'à la 4e côte surtout perceptible au niveau de la 3e côte et même dans le premier espace intercostal. A l'auscultation on entend généralement un souffle systolique fort, étendu, rude entre le deuxième et le troisième espace intercostal, devenant plus faible au-dessus de ce point.

La sténose pulmonaire n'imprime pas de cachet original ni d'allure particulière à la maladie pulmonaire. Chez ces malades l'hémoptysie est plus fréquente et en général plus intense que chez les tuberculeux ordinaires. La marche de la maladie dans ces cas est le plus souvent lente mais la fin est presque toujours la même. D'après Lebert la tuberculose pulmonaire associée à la sténose artérielle emprunterait un surcroît de gravité à cette dernière altération, Ce qui revient à dire que la terminaison est presque forcément fatale.

AUSCULTATION DU CŒUR

L'auscultation du cœur dans la tuberculose pulmonaire fournit les indications les plus précises sur l'état de l'organe central de la circulation et sur la part qu'il prend dans l'évolution des tubercules. La présence de ces produits dans le parenchyme pulmonaire peut en effet imprimer des modifications aux bruits cardiaques et artériels alors que le cœur lui même est parfaitement sain. Mais tôt ou tard celui-ci s'altère. Dans l'état d'intégrité du tissu pulmonaire les bruits du cœur ne se propagent pas très loin. Si une cause quelconque vient à augmenter la densité du poumon, les bruits du cœur pourront être transmis à l'oreille en ce point en vertu de la conductibilité plus grande du son à travers un corps solide qu'à travers un corps gazeux. La transmission du son se fait naturellement dans le sens de l'induration du tissu. Cette condition se réalise fréquemment dans la tuberculose pulmonaire. Laënnec dans son traité de l'auscultation médiate avait déja signalé la propagation meilleure des bruits du cœur à travers le tissu pulmonaire lorsqu'il est condensé par l'infiltration tuberculeuse. Walshe dans son travail sur les maladies du cœur et des poumons (Londres, 1871) signale la transmission plus énergique des bruits du cœur dans la phthisie à cause de la condensation du parenchyme pulmonaire. Quand la conductibilité est moindre qu'à l'état physiologique comme cela arrive dans l'emphysème pulmonaire c'est surtout le second bruit du cœur que perçoit l'observateur, mais lorsqu'elle est accrue il entend surtout le premier. Il n'est pas nécessaire que l'induration soit très prononcée ou même très étendue pour que le phénomène de la transmission soit accru. Alison dit au contraire qu'un poids trop considérable pourrait arrêter les vibrations sonores dn cœur. Une condensation modérée du parenchyme pulmonaire constitue la condition la plus favorable à la transmission des bruits. Il est évident qu'il faut pour que ce signe ait de la valeur que le cœur soit exempt de toute altération organique.

Il résulte de tout ce qui précède que la perception des bruits du cœur sous la clavicule gauche et surtout sous la clavicule droite constitue un signe qui par lui-même n'a pas une très grande valeur mais qui doit fortement éveiller les soupçons lorsqu'à lui se joignent quelques autres symptômes.

Parmi les bruits vasculaires, que l'on entend nous devons signaler ce qu'on a appelé le souffle sous-clavier. Ce bruit aurait son siège dans l'artère sous-clavière. D'après Walshe ce souffle serait presque toujours accompagné d'un murmure systolique à la base du cœur Il coïncide souvent avec un souffle au niveau du second cartilage gauche, bruit qui a évidemment son siège dans l'artère pulmonaire.

Ce souffle sous-clavier existe plus souvent à gauche qu'à droite. Il peut durer pendant très longtemps et varie depuis un souffle doux à un sifflement aigu. Il se rencontre aussi plus souvent chez l'homme que chez la femme et il augmente notablement d'intensité lorsqu'on suspend la respiration. L'explication de ce souffle n'est pas chose facile. Les uns ont pensé qu'il résultait du fait de la compression de l'artère sous-clavière par des noyaux ganglionnaires dégénérés.

D'autres ont cru que c'était le tissu pulmonaire lui-même infiltré de tubercules qui devenait l'agent de la compression. On a dit aussi que c'était l'éxagération d'un état naturel rendu plus sensible par l'augmentation de la conductibilité du son à travers le parenchyme pulmonaire. Enfin on a voulu voir dans ce bruit la propagation d'un souffle qui aurait son siége au niveau de l'orifice aortique. Cette dernière manière de voir est admissible seulement lorsqu'on peut constater une altération au niveau de cet orifice. Comme on a rencontré le souffle sous-clavier alors qu'aucun bruit ne révélait une altération de l'orifice aortique il est impossible d'admettre cette explication pour tous les cas.

Le Dr Latham a noté un murmure systolique doux, soufflant, limité à l'artère pulmonaire comme un signe fréquent de tuberculose ; on sait du reste combien il est fréquent de trouver la sténose pulmonaire associée à la tuberculose des poumons. M. le professeur Jaccoud a également signalé la présence de ce souffle pulmonaire systolique. Son existence toutefois ne paraît pas démontrée à M. le professeur Potain qui croit plutôt que les bruits entendus par ces auteurs doivent être rangés parmi les souffles extra-cardiaques.

L'examen du cœur au point de vue des battements donne des résultats parfois opposés. Chez les uns les battements sont augmentés non seulement de fréquence mais encore en force. Dans ce cas on entend des bruits clairs, éclatants, vibrants. Le pouls de ces malades est fort, dur, et résistant. Chez d'autres la force des battements est diminuée et cet état du cœur se trouve en contradiction avec les sensations accusées par les malades qui se plaignent aussi de la violence de leurs battements. Ces derniers ont des bruits sourds et mal frappés, leur pouls est mou et dépressible avec quelquefois des intermittences. Il est important de connaître ces deux états car ils donnent lieu chacun à une thérapeutique spéciale.

Les bruits qui se passent dans le poumon malade et qui sont dus aux mouvements du cœur ont été soupçonnés par Laënnec, mais ne sont vraiment bien connus que depuis les travaux de MM. Potain et Choyau. Ces bruits sont assez variés. Ils dépendent dans la grande majorité des cas de la présence d'une caverne située dans le voisinage du cœur. Mais ils peuvent se produire aussi au niveau d'une dilatation bronchique, d'adhérences pleuro-péricardiques capables de maintenir au-devant du cœur les parties du poumon qui sont le siège d'une altération. Ces derniers bruits ont leur siège bien entendu dans la région précordiale. Ces bruits anormaux peuvent résulter simplement de l'induration du parenchyme pulmonaire dans un point situé dans le voisinage du cœur. Lorsqu'on fait suspendre la respiration le bruit disparaît quelque fois, mais la disparition est loin d'être une règle invariable.

Lorsqu'une caverne se trouve dans le voisinage du cœur, les battements de celui-ci peuvent déterminer un bruit analogue au gargouillement qui bien entendu aura le rhythme cardiaque. Les battements du cœur dans le voisinage d'une bronche dilatée peuvent donner lieu au même phénomène.

DES PALPITATIONS CARDIAQUES.

Depuis longtemps les auteurs ont connaissance des accès de palpitations cardiaques qui surviennent dans le cours de la tuberculose pulmonaire. Ces accès accompagnés de dyspnée ont eu, surtout depuis quelques années, le privilège d'attirer l'attention des cliniciens qui se sont spécialement occupés de l'étude des maladies des poumons tels que MM. Hérard et Cornil, Lebert et Jaccoud. Mais s'ils ont tous reconnu le symptôme ils n'ont pas été si prompts à en expliquer les causes et surtout à y attacher l'importance qu'il convient. Ces palpitations et la dyspnée qui en suit constituent un des signes les plus pénibles dans cette douloureuse maladie. Mais ce n'est pas seulement à ce point de vue qu'elles méritent d'attirer toute notre sollicitude, mais encore croyons-nous que dans un grand nombre de cas elles préparent les hémoptysies qui sont si fréquentes chez les tuberculeux. C'est pour ces raisons que nous comptons nous arrêter un peu sur ce sujet si intéressant.

Les palpitations cardiaques ne sont pas également fréquentes chez tous les tuberculeux. Il en est qui en sont à peine incommodés. Chez d'autres elles reviennent avec une tenacité exaspérante, sont la cause de l'éternelle préoccupation des malades et constituent pour ainsi dire pendant longtemps la principale manifestation de la maladie. Il ne nous a pas été possible de savoir si ce phénomène était plus particulier à telle ou telle forme de tuberculose. Nous pensons cependant qu'il se rencontre plus souvent dans la forme hémoptoïque.

Les palpitations cardiaques surviennent à tout moment chez les tuberculeux. Chez les uns c'est surtout la nuit que se manifeste ce symptôme qui alors offre un inconvénient de plus, car il empêche les malades de dormir et leur enlève ce repos qui leur est si nécessaire. Chez d'autres il survient à un moment quelconque de la journée soit à la suite d'un exercice un peu violent ou à la suite même d'une émotion morale. Mais le plus souvent c'est après le repas et au moment de la digestion stomacale que les palpitations s'accusent avec le plus de véhémence. Chez les phthisiques les fonctions digestives, comme on le sait, ne s'accomplissent pas toujours d'une manière satisfaisante et rien n'est plus fréquent que de constater les signes de la dyspepsie chez ces malades. Or on connaît l'influence nocive des maladies de l'estomac sur le cœur ; il n'y a donc pas lieu de s'étonner de l'existence des palpitations cardiaques pendant la période de la digestion.

Après le repas chez ces malades, le pouls s'accélère notablement et ils éprouvent une sensation de chaleur à la plante des pieds et à la paume des mains. La peau du nez et des pommettes s'injecte en plaques rouges et la transpiration devient parfois abondante sous l'influence du moindre exercice. Tous ces phénomènes reconnaissent pour cause une activité plus grande de la contractilité cardiaque et par suite une circulation plus active.

Les palpitations cardiaques prennent parfois une

intensité très grande. Nous avons connu un malade qui en a été fortement incommodé pendant plusieurs mois. Au moment de la digestion, son cœur se contractait avec une énergie remarquable. La région précordiale était soulevée par les contractions et la tête elle-même se trouvait ébranlée à chaque évolution cardiaque.

Pendant la durée de ces palpitations les malades sont en proie à une dyspnée plus ou moins intense et pendant une très grande partie du cours de la maladie générale les palpitations cardiaques, croyons-nous, jouent un grand rôle dans la production de la dyspnée. MM. Hérard et Cornil ne semblent pas disposés à admettre cette façon de voir, car disent-ils, « dans d'autres cas une sorte de désaccord existe entre les lésions et le symptôme (dyspnée) désaccord plus apparent que réel, car il dépend de la présence dans une grande étendue des poumons de granulations miliaires disséminées au milieu d'un parenchyme résté sain, granulations qui, comme nous l'avons dit, ne se révèlent à l'observateur par aucun signe physique. » Nous pensons que cette assertion est peut-être un peu trop absolue, car si dans beaucoup de cas la dyspnée peut être expliquée par la dissémination de lésions qu'il est impossible de reconnaître, vu que leurs signes font défaut, dans d'autres cas, il est facile de reconnaître qu'elle est d'origine cardiaque et les signes d'excitabilité du cœur sont généralement très manifestes. De plus, comme les autopsies à une période où les signes physiques font défaut sont très rares nous ne voyons pas comment il est possible d'attribuer exclusivement la dyspnée à des lésions dont l'existence est au moins problématique.

La dyspnée, lorsqu'elle n'est pas occasionnée par une

complication telle qu'un épanchement pleurétique, qu'un pneumo-thorax, qu'un infiltration confluente et étendue du parenchyme pulmonaire ou par un retrécissement laryngé avec ulcères profonds et œdème de la flotte reconnaîtra, croyons-nous, pour origine le cœur. La dyspnée d'origine cardiaque disparaît avec les accès d'éréthisme cardiaque. Son caractère est donc essentiellement intermittent ce qui n'est pas le cas pour les autres variétés de dyspnée.

Les palpitations cardiaques se font sentir surtout dans les premières périodes de la tuberculose pulmonaire chronique, mais on peut les rencontrer à une période avancée de la maladie. La durée des accès d'éréthisme cardiaque est extrêmement variable. Quelques fois ne se prolongent-ils pas au-delà d'une ou deux heures tandis que d'autres fois ils persistent pendant vingt-quatre, trente et quarante-huit heures sans presqu'un moment de répit. Ces accès persistent parfois pendant deux ou trois mois avec des intervalles plus ou moins prolongés pour s'arrêter pendant une période de plusieurs mois pour reparaître ensuite.

La partie la plus intéressante de l'histoire des palpitations cardiaques est assurément à notre avis celle qui se rattache à la corrélation qui existe entre elles et l'hémoptysie. Un grand nombre d'auteurs ont signalé l'éréthisme cardiaque et la fréquence du pouls qui accompagnent l'hémoptysie. M. le professeur Jaccoud cite dans ses leçons cliniques faites à l'hôpital de Lariboisière le cas d'une jeune fille de dix-huit ans qui fut prise d'une hémoptysie sans bronchite sans toux préalable, mais dans la journée précédente cette jeune fille avait été incommodée par une sensation insolite de chaleur dans la poitrine, par des battements de cœur plus violents que d'habitude et par une oppression assez marquée. Cinq semaines après cette première attaque, nouvelle hémoptysie de tous points semblable à la précédente par le mode de début et les phénomènes initiaux. Après une marche très rapide, elle succombe deux mois plus tard avec des signes cavitaires et une consomption extrême.

Dans deux cas qui nous ont été communiqués par notre savant ami le Dr Daremberg, les hémoptysies qui survenaient chez ces malades étaient toujours précédées par des palpitations cardiaques qui duraient pendant plusieurs heures accompagnées de l'irrégularité du pouls. Le cœur autrement chez ces deux malades ne présentait aucun signe de maladie. Nous pensons que chez les malades dont nous venons de citer les observations les palpitations cardiaques n'ont pas été tout à fait étrangères à la production des hémoptysies. Nous n'ignorons pas que les causes habituelles de l'hémoptysie sont pour la période initiale l'oblitération des capillaires et l'endartérite capillaire ayant pour conséquence l'augmentation de la tension artérielle, et pour la période ultime la formation des anévrysmes artériels si bien décrits par le Professeur Rasmussen. Mais nous avons pensé que dans certains cas il serait permis d'invoquer l'état d'éréthisme du cœur comme cause déterminante des hémoptysies. En effet, pendant les battements précipités du cœur la circulation pulmonaire est troublée. Les veines pulmonaires n'ont plus le temps necessaire entre chaque révolution cardiaque de se vider convenablement, d'où résulte une sorte de stase et une augmententation de tension du réseau pulmonaire. Cette tension augmentant progressivement pendant toute la durée des palpitations ne pourrait-elle pas aboutir à une rupture vasculaire. La cessation des accès de palpitations est accompagnée d'un sentiment de bien-être très prononcé et parfois de la lassitude et bientôt tout rentre dans l'état ordinaire.

Il serait intéressant de connaître les causes des palpitations cardiaques, afin, au besoin, d'en tirer une indication thérapeutique. Mais les auteurs sont loin de se prononcer d'une manière catégorique à ce sujet. Lebert se contente de dire. « Les accès de palpitations du cœur ne sont pas rares dans la phthisie, mais de nature tout à fait nerveuse. » M. Jaccoud, dans son traité de pathologie interne, paraît disposé à rattacher les palpitations cardiaques de la tuberculose pulmonaire aux mêmes causes que celles de la chlorose. Voici ce que dit cet auteur à ce sujet : L'hypoglobulie a pour conséquence l'affaiblissement de l'innervation modératrice et du tonus vasculaire, d'où prédominance de l'action du sympathique d'une part et d'autre part diminution de la pression vasculaire, deux causes de palpitations. » Nous devons faire remarquer cependant que l'hypoglobulie n'est pas aussi prononcée qu'on s'attendrait à la voir ; beaucoup moins que dans la chlorose ou dans la cachexie cancéreuse. Le chiffre des globules rouges chez les tuberculeux est en moyenne de 72 à 100 pour 1000 au lieu de 127.

Les palpitations cardiaques qui surviennent après les repas reconnaissent probablement pour cause une action réflexe agissant sur les capillaires pulmonaires qui se contractent d'où augmentation de tension du réseau pulmonaire et par suite palpitations.

M. Barety, dans son excellent travail sur l'adénopathie trachéo-bronchique, signale une autre cause de palpitations. Le nerf vague peut se trouver comprimé par une masse ganglionnaire dégénérée et être ainsi privé de son action modératrice sur le cœur.

DU POULS CHEZ LES TUBERCULEUX.

Le pouls des tuberculeux présente-t-il quelque chose de bien particulier à lui? Nous croyons être autorisé à répondre d'une façon affirmative. D'une manière générale, on peut dire que les tuberculeux ont le pouls plus fréquent qu'à l'état normal, et cela sans accompagnement forcé de fièvre. Les variations du pouls, au contraire, ne sont nullement le reflet fidèle de l'intensité de la fièvre.

Le pouls chez les tuberculeux est, au début de leur maladie, en général assez fort, mais il n'est pas accéléré. Mais, à mesure que la maladie fait des progrès, sa plénitude et sa tension diminuent en même temps qu'il s'accélère. Rien n'est plus commun que de constater 95 à 100 pulsations, et cela le matin, sans qu'il y ait augmentation de la chaleur. 100 à 105 pulsations à la minute constituent une moyenne très habituelle pour le soir. On peut dire que, chez les phthisiques, il n'y a pas de proportion fixe entre la fréquence du pouls, celle de la respiration et l'élévation de la température. M. Walshe dit avoir vu monter le pouls à 130 et même à 140 pulsations par minute, sans que la respiration ait pris une rapidité proportionnelle, et sans augmentation notable de la chaleur. Chez l'enfant, la fréquence du pouls est encore bien plus grande. Dans les derniers temps de la vie, le pouls devient filiforme, mais il reste très fréquent.

Le pouls dicrote, quoique fort rare, a été remarqué par Lebert.

Le pouls peut être ralenti dans plusieurs cas. Les complications cérébrales, si fréquentes dans le cours de la tuberculose pulmonaire chronique, prennent place au premier rang parmi les causes qui puissent ralentir le pouls. L'état graisseux du cœur peut amener le même résultat. Ce dernier état entraîne généralement de l'irrégularité dans les pulsations.

MM. Gueneau de Mussy et Barety ont constaté la lenteur du pouls chez une femme atteinte d'adénopathie trachéo-bronchique. M. le Dr Breventani, dans un travail publié en 1849, a cité le cas d'une femme âgée de 40 ans, chez laquelle les pulsations étaient tombées à 28 et même 25 par minute. Cette femme présentait en même temps des vomissements. A l'autopsie, on trouva une masse de ganglions hypertrophiés et tuberculeux ayant tiraillé et aplati le nerf vague du côté droit.

PERICARDITE TUBERCULEUSE.

La péricardite tuberculeuse est un accident qui a été méconnu pendant très longtemps. Les auteurs du commencement du siècle en font à peine mention, et le considéraient comme très rare. Corvisart en rapporte un cas. Laënnec en cite deux. Cruveilhier dit en avoir souvent vu chez les enfants. Andral, Burrows et Leudet font tous mention de la péricardite tuberculeuse. La maladie, dans ces cas, n'a été reconnue le plus souvent qu'à l'autopsie. Depuis une vingtaine d'années, on est un peu revenu sur cette rareté apparente de la péricardite tuberculeuse, et, grâce aux moyens d'exploration que possède aujourd'hui la science, on est arrivé à reconnaître des cas qui eussent passé autrefois inaperçus. La vérité est que la péricardite tuberculeuse tient peut-être la première place comme fréquence parmi les accidents tuberculeux qui peuvent atteindre le cœur.

D'après les statistiques de Lebert, on rencontrerait la péricardite aiguë 8 à 10 fois sur 100 cas de tuberculose pulmonaire. La péricardite chronique, d'après le même auteur, aurait une fréquence double. Louis a rencontré 10 fois sur 100 les traces de péricardite chez les phthisiques. Bamberger a trouvé la tuberculose pulmonaire dans 14 p. 100 de ses observations comme point de départ de la péricardite. Pour lui, la cause la plus fréquente de la péricardite, après le rhumatisme, serait la phthisie pulmonaire. Les recherches de Leudet ne permettent pas cependant d'accepter ces chiffres sans un certain doute. Dans son mémoire sur les péricardites secondaires, il dit avoir constaté 8 fois seulement la péricardite tuberculeuse sur 299 phthisiques.

Les renseignements nous font défaut quant à l'âge et le sexe des personnes atteintes de péricardite tuberculeuse, mais il est permis de croire que cet accident s'observe plus souvent chez les enfants que chez les adultes. Friedreich dit cependant qu'il est assez commun de rencontrer des péricardites tuberculeuses chez des vieillards sans lésion des poumons.

Les granulations tuberculeuses se développent aux dépens de l'endothélium de la séreuse. Elles se montrent soit tout à fait isolées, transparentes, de grosseur variable, libres de toute fausse membrane, par points, ou généralisées sur tout le péricarde. Tantôt les granulations sont plongées au milieu d'exsudations membraneuses qui paraissent en être farcies. Ces produits peuvent se développer dans les anciennes brides péricardiques, ainsi que l'avait remarqué Laënnec.

Quelquefois les granulations du péricarde semblent avoir pris naissance dans le tissu cardiaque. Le péricarde se trouve parfois doublé d'épaisseur, et les adhérences sont tellement intimes que l'on ne peut le détacher sans déchirure. Il existe aussi parfois des adhérences à la face externe du péricarde, avec le poumon gauche surtout, plus rarement avec le droit, avec le diaphragme, le sternum et les côtes. La quantité de liquide que l'on trouve dans le péricarde est variable. D'après Lebert, la quantité moyenne serait de 60 à 120 grammes.

Plus exceptionnellement on rencontrerait de 250 à 400 grammes. Louis, dans 10 p. 100 de ses observations, a trouvé un épanchement de sérosité variant de 150 à 300 grammes. Chez un malade, dont l'observation a été rapportée par M. Terrillon et publiée dans les Bulletins de la Société anatomique pour l'année 1867, il s'est écoulé, après incision, 500 grammes de liquide du péricarde. Enfin, certains observateurs auraient trouvé jusqu'à 1000 et même 2000 grammes de liquide épanché dans la cavité du péricarde. Ce liquide peut être formé par un liquide clair, citrin, séro-purulent, ou bien franchement purulent. Quelquefois il est légèrement teinté de sang, et peut même être formé presque exclusivement du liquide nourricier, comme cela se voit dans le cas publié dans le tome II des *Charité Annalen*, par Eichorst, où une péricardite tuberculeuse isolée a donné lieu à une hémorrhagie foudroyante.

La péricardite tuberculeuse est le plus souvent secondaire, mais elle peut être primitive. Tantôt elle est due à la présence de tubercules dans le péricarde, tantôt elle est indépendante. Quelquefois c'est une glande bronchique caséeuse qui se vide dans le péricarde, et qui constitue le point de départ du processus inflammatoire. D'après les travaux de Friedreich, les péricardites tuberculeuses seraient souvent hémorrhagiques. A l'appui de cette opinion, nous pouvons citer les observations de Terrillon, dans les Bulletins de la Société anatomique pour l'année 1867, de Landouzy, dans ces mêmes Bulletins pour 1878, et enfin le travail d'Eichorst dont nous avons déjà parlé, qui a paru dans les *Charité Annalen*.

La péricardite tuberculeuse peut débuter d'une façon

brusque et se manifester par un appareil inflammatoire très caractérisé. Le plus souvent, cependant, l'invasion est sourde, et ce n'est parfois que lorsque le malade se plaint d'une oppression très grande et croissante que l'on songe à explorer le cœur. Nous n'avons pas le désir de décrire les signes de la péricardite, qui, dans l'espèce qui nous intéresse offrent une grande analogie avec ceux qui appartiennent à la forme ordinaire, mais nous croyons utile d'insister sur l'oppression, qui prend ici une importance très grande.

La péricardite des tuberculeux a le plus souvent une marche lente subaiguë, à moins qu'elle ne survienne au début de leur affection. Dans ce dernier cas elle peut être franche et se guérir en laissant des fausses membranes qui plus tard s'infiltrent généralement de granulations miliaires. La péricardite suppurative prolongée peut tout aussi bien provoquer l'éclosion de tubercules dans le poumon que la pleurésie chronique.

La péricardite tuberculeuse entraîne un pronostic très grave. Louis la considérait comme forcément mortelle. Dans les débuts de la maladie pulmonaire elle peut cependant guérir, mais lorsqu'elle survient à la période ultime elle précipite la fin. Le dignostic est parfois très facile. Dans d'autres cas le début passe tout à fait inaperçu. Mais l'attention du praticien sera tot ou tard éveillée par l'oppression qui ne fera qu'augmenter. Si à ce moment il se livre à un examen approfondi du cœur il ne tardera pas à constater des signes qui lui permettront de reconnaître la nature de l'affection.

ENDOCARDITE TUBERCULEUSE

Nous n'avons que peu de chose à dire sur l'endocardite tuberculeuse. Corvisart, dans son article sur la péricardite de son « Essai sur les maladies et les lésions organiques du cœur et des gros vaisseaux » signale l'existence de petits tubercules endurcis dans l'épaisseur des valvules mitrales. Les valvules tricuspides avaient la consistance cartilagineuse. Cet homme présentait également les signes de la tuberculose pulmonaire, de la péricardite tuberculeuse, et de la carie vertébrale et costale. Lebert, dans son Traité pratique et clinique de la phthisie pulmonaire, dit avoir trouvé l'endocarde épaissi chez des malades atteints de tuberculose pulmonaire dans la proportion de 8 pour cent. Dans trois cas cet épaississement de la séreuse avait donné lieu à de l'insuffisance de la valvule mitrale. Dans un autre cas il a constaté un épaississement des valvules tricuspides sans insuffisance. Les auteurs de l'article « Cœur » du Dictionnaire Encyclopédique ont trouvé que chez les phthisiques il existe surtout de l'épaississement de l'endocarde qui devient fibreux et opaque au lieu d'être translucide.

En même temps les bords des valvules tricuspides sont un peu épaissis. Ces altérations seraient dues à un travail irritatif qu'aurait à subir le ventricule droit dans les derniers temps de l'affection pulmonaire. Ces altérations passent le plus souvent inaperçues et ne se révèlent qu'à l'autopsie. Néanmoins si chez un tuberculeux on arrivait subitement à reconnaître la présence d'un souffle cardiaque il faudrait penser à la possibilité d'une altération valvulaire sous la dépendance de la maladie générale.

TUBERCULES DU TISSU CARDIAQUE

Nous devons faire suivre la description de l'endo-péricardite tuberculeuse de quelques considérations sur les tubercules du myocarde. Signalés par Recklinghausen, Virchow, Klob, Wagner et Haberling, leur nature tuberculeuse a été mise en doute par Niemeyer qui les considère comme des produits concrets de la péricardite.

Camille Gros a publié dans les Bulletins de la Société Anatomique pour 1872 l'observation d'un homme mort dans le dernier degré du marasme qui présentait des tubercules dans le tissu même du cœur ainsi que dans le péricarde. Dans un cas cité par Andral et rapporté dans les mêmes Bulletins pour la même année il existait des tubercules dans la paroi du ventricule droit ainsi que dans les poumons et le foie. Pour les auteurs de l'article « Cœur « du Dictonnaire Encyclopédique la tuberculose du myocarde se présenterait sous deux formes. Tantôt sous forme de granulations miliaires ou de nodules extrêmement fins disséminés dans l'épaisseur du tissu musculaire où on a grand peine à les reconnaître à cause de leur petitesse, tantôt sous forme de masses caséeuses.

Cette dernière variété a été signalée par Laënnec. Tourisend, Potain et Waldeyer disent aussi l'avoir rencontrée. Ajoutons que les tubercules du myocarde ne donnent lieu à aucun signe et que par conséquent ce sont des découvertes faites à l'autopsie.

ATROPHIE ET HYPERTROPHIE DU CŒUR

On a longtemps discuté pour savoir si le cœur subissait, sous l'influence de la tuberculose, une augmentation ou une diminution de volume. Dans les nombreuses observations rapportées par Bayle dans ses recherches sur la Phthisie pulmonaire il n'est fait qu'une mention très sommaire sur l'état du cœur et cela seulement dans une partie de celles-ci. Mais il est évident pour cet auteur que c'est l'atrophie qui caractériserait le cœur des tuberculeux. Louis dans ses recherches Anatomiques, pathologiques et thérapeutiques sur la Phtisie dit avoir trouvé, sur 112 tuberculeux, trois cas où le cœur était hypertrophié et encore l'hypertrophie portait-elle sur le cœur gauche.

Dans un bien plus grand nombre de cas le cœur avait à peine la moitié ou les deux tiers de son volume normal. Dans ces derniers temps on a pensé que l'hypertrophie du cœur chez les tuberculeux était un phénomène moins rare qu'on ne l'avait dit. On a mis cette hypertrophie sur le compte de l'obstacle créé à la circulation pulmonaire par la présence des tubercules dans le parenchyme pulmonaire et la congestion périphymateuse. Nous pensons avec M. Maurice Reynaud qu'il y a ici exagération ou du moins que dans ces termes la proposition s'écarte un peu de la réalité. A la période ultime de la tuberculose pulmonaire, le cœur, dans l'immense majorité des cas participe à l'émaciation générale de l'économie. Mais en est-il ainsi pendant tout le cours de la maladie ? Nous ne le pensons pas. Mais avant d'aborder cette partie de notre sujet nous croyons qu'il est utile de s'expliquer sur ce qu'on doit entendre par l'hypertrophie. Il est extrêmement difficile d'établir d'une manière précise où commence l'hypertrophie. Il est certain comme le dit M. Sappey que la différence dans l'épaisseur des deux cœurs varie beaucoup suivant les individus. Les recherches de M. Bigot confirmées par celles de M. Vernois lui ont permis d'assigner 3^{mm} comme épaisseur moyenne du ventricule droit et 11^{mm} à 12^{mm} pour le ventricule gauche. En conséquence on est un peu étonné, d'entendre dire à Cruveilhier qu'il ne faut admettre l'hypertrophie du ventricule droit que lorsque la paroi a atteint 8^{mm} à 10_{mm} d'épaisseur. Il résulte des chiffres donnés par MM. Bigot et Vernois, qu'à l'état physiologique, le ventricule gauche présente des parois trois à quatre fois plus épaisses que celles du ventricule droit. Nous pensons que c'est ce rapport entre les deux épaisseurs des parois qu'il est utile à connaître. On pourra admettre qu'il y a hypertrophie du ventricule droit, non pas chaque fois que ses parois auront atteint 5, 6, ou 7^{mm}, mais lorsque le rapport entre l'épaisseur de ses parois et celles du ventricule gauche sera amoindri, ces dernières ayant conservé leur épaisseur normale.

L'Hypertrophie du cœur étant admise, il s'agit de savoir si elle porte sur les deux cœurs, ou si elle est limitée de préférence à un seul et dans ce cas quel est le côté qui le plus souvent est le siège de cette altération. Dans les hypertrophies ordinaires du cœur l'altération porte généralement sur les deux moitiés de l'organe à la fois ou du moins dans une période avancée de la maladie; la propagation s'étant faite au côté sain du côté malade par l'intermédiaire de la circulation. Chez les tuberculeux il n'est pas rare de trouver un des côtés du cœur ayant subi une altération quelconque tandis que l'autre est demeuré absolument sain. Ce fait nous a été communiqué par notre savant maître M. le professeur Potain.

De quel côté l'hypertrophie existe-t-elle le plus souvent chez les tuberculeux? Louis pense que sous quelques rapports que nous envisagions les cavités du cœur, il est habituel de voir celles du côté droit conserver la disposition qui leur est naturelle bien plus souvent que celles du côté gauche.

Lebert dit de son côté que l'atrophie des reins, accident qui accompagne fréquemment la tuberculose pulmonaire, entraîne l'hypertrophie du cœur gauche qui ne se traduit le plus souvent que par une impulsion plus forte et une matité augmentée à gauche et dans le sens de la longueur. Les opinions exprimées par les auteurs que nous venons de mentionner ont lieu d'étonner. Mais nous croyons que c'est parce que leur attention n'a pas été fixée suffisamment par ces hypertrophies passagères du cœur droit, qu'ils sont disposés à reconnaître une plus grande fréquence à l'hypertrophie du cœur gauche.

Il est un fait certain que chez un grand nombre de phthisiques dont les lésions pulmonaires ne sont pas très avancées, on constate les signes de l'hypertrophie du cœur, et cette hypertrophie peut même constituer un symptôme des plus pénibles. Ces malades ont en effet des battements cardiaques d'une extrême énergie, et le creux de l'estomac en est visiblement ébranlé. Naturellement cette hypertrophie s'accompagne des autres signes stéthoscopiques et physiques sur lesquels nous n'avons pas l'intention d'insister. L'oppression chez ces malades est particulièrement marquée. Cette hypertrophie du ventricule droit n'existe pas chez tous les malades. Elle se rencontre surtout dans les formes dites asphyxiques de la tuberculose où le parenchyme pulmonaire est infiltré dans une très grande étendue et pour ainsi dire d'emblée par des granulations. Plus tard ces formes spéciales que nous venons de signaler reprennent l'allure ordinaire de la phthisie et la capacité pulmonaire restant proportionnée à la masse du liquide sanguin, l'hypertrophie ventriculaire n'a plus sa raison d'être et disparaît. Dans les cas où l'infiltration du parenchyme pulmonaire par les tubercules est progressive et lente, les obstacles à la circulation sont lents aussi à se former et le cœur s'en accommode sans devenir le siège d'hypertrophie. Il est une cause d'erreur que nous devons signaler et qui pourrait faire croire à une hypertrophie là où en réalité le cœur offre son volume normal ou bien a déjà subi une diminution. Par le fait de la diminution de volume des poumons, le cœur peut remonter au dessus de sa position normale. Le diaphragme dans ces conditions s'élève et le médiastin est refoulé du côté le plus malade. L'étendue de la matité cardiaque peut se trouver augmentée par le retrait de l'un ou de l'autre des deux poumons, et l'on peut être tenté de croire à une augmentation de volume du cœur. Cette erreur est surtout facile quand la rétraction porte sur le poumon gauche.

Nous avons dit que l'obstacle formé à la circulation par la présence de tubercules dans le parenchyme pulmonaire ainsi que la congestion périphymateuse étaient les causes principales de l'hypertrophie du ventricule droit. Nous devons citer une autre cause signalée par M. Baréty dans sa remarquable thèse sur l'adéno-pathie trachéo-bronchique. Cet auteur dit avoir rencontré des cas de compression de l'artère pulmonaire par des ganglions tuberculeux donnant lieu à l'hypertrophie du ventricule. Becquerel en 1837 et en 1841 avait déja signalé ce fait.

De tout ce qui précède nous croyons pouvoir conclure que l'hypertrophie du ventricule droit peut exister chez les tuberculeux même à la période ultime de leur maladie, mais que cette complication se rencontre surtout au début de l'infiltration tuberculeuse alors que la gêne de a circulation pulmonaire est plus à même de faire sentir son influence nocive sur le cœur droit.

Nous avons dit que l'hypertrophie du cœur chez les tuberculeux était un symptôme des plus pénibles à cause des accès d'oppression qu'elle engendrait souvent. On peut même la considérer comme dangereuse car elle donne lieu fréquemment à des congestions qui peuvent aboutir à l'hémoptysie.

DE LA DILATATION DU CŒUR.

Tous les auteurs sont d'accord pour reconnaître la possibilité de la dilatation du cœur dans le cours de la tuberculose. Mais, si le fait est accepté en principe, les opinions sont loin de se rencontrer au sujet de son explication ou de ses conséquences. Grisolle était disposé à admettre l'anévrysme du cœur, mais il le considère comme un accident transitoire, car, dit-il, à l'autopsie le cœur est souvent plus petit qu'à l'état normal, parce qu'il participe à l'amaigrissement de tous les muscles. Jaccoud, dans son Traité de pathologie interne, dit que toutes les lésions chroniques des poumons qui entravent dans une étendue considérable la circulation pulmonaire peuvent déterminer la dilatation du ventricule droit, et dans ce qui nous intéresse, que c'est surtout l'infiltration tuberculeuse confluente du parenchyme pulmonaire, qui donne lieu à cette modification.

Portal, dans ses « Observations sur la nature et le traitement de la phthisie pulmonaire » reconnaît que non seulement le ventricule droit, mais encore l'oreillette du même côté acquièrent une plus grande étendue qu'à l'état normal chez les phthisiques et attribue ce fait à la gêne de la circulation pulmonaire. Corvisart, avant l'auteur que nous venons de citer, avait déjà connaissance de ce fait.

C'est bien, en effet, la gêne de la circulation pulmonaire qui constitue la principale cause de la dilatation du cœur droit. En 1838, Natalis Guillot démontrait dans le journal l'*Expérience* que dans la tuberculose pulmonaire même commençante, il y a oblitération des petites ramifications de l'artère pulmonaire. Il en résulte forcément une augmentation de la tension sanguine dans ces vaisseaux et consécutivement la dilatation du cœur. Lorsque les poumons présentent des cavernes, la tension accrue existerait toujours, mais elle serait due dans ces cas à la péripneumonie et la sclérose consécutive.

Nous verrons plus loin ce qu'il faut penser de l'augmentation de la tension sanguine dans les périodes avancées de la lésion pulmonaire.

La dilatation se porte ainsi surtout sur le cœur droit, mais il n'est pas impossible de voir le même phénomène se produire dans l'autre moitié de l'organe, phénomène qui est le plus souvent suivi de l'hypertrophie du ventricule gauche. D'après Lebert, cette dilatation des cavités droites du cœur se rencontrerait dans vingt-un pour cent des cas de tuberculose pulmonaire. Nous croyons qu'un examen approfondi du cœur des tuberculeux au commencement de la maladie en ferait reconnaître une bien plus forte proportion. Les parois du ventricule dilaté sont rarement beaucoup amincies à cause de l'hypertrophie compensatrice qui a toujours de la tendance à se faire tant que le malade peut en faire les frais.

MM. Rilliet et Barthez, dans leur « Traité clinique et pratique des maladies des enfants », déclarent que la tendance aux dilatations est surtout accusée chez les enfants.

La dilatation du cœur droit chez les tuberculeux ne donne pas lieu aux troubles secondaires habituels des maladies cardiaques organiques dans le plus grand nombre des cas. Notre illustre maître, M. le professeur Potain, nous a dit avoir vu des cas où le cœur droit présentait des altérations matérielles lorsque le cœur gauche était absolument sain. Ces conditions, pour cet auteur, ne se rencontreraient que chez les tuberculeux.

La dilatation du cœur droit peut entraîner à sa suite l'élargissement de l'orifice tricuspide et donner lieu ainsi à une insuffisance relative des valvules tricuspides. Tous les auteurs sont d'accord sur ce point. Stokes dit même avoir rencontré très souvent une dilatation du tronc de l'artère pulmonaire. Elle a été signalée également par Friedreich dans ses Leçons sur les maladies du cœur. Cet élargissement de l'orifice tricuspidien peut s'effectuer dans des proportions très variables. M. le professeur Jaccoud a trouvé tous les intermédiaires entre une circonférence minima de 111 millimètres chez une femme et 130 millimètres, circonférence maxima rencontrée chez un homme. On sait que les moyennes normales sont 107 millimètres pour la femme et 123 pour l'homme.

La dilatation du cœur droit est assez difficile à reconnaître. Parmi les signes les plus importants, il faut citer l'augmentation de la matité précordiale dans le sens transversal. Cette dilatation coïncidant avec une adynamie progressive du cœur compromet l'énergie contractile de l'organe. Cet état se traduit par la faiblesse des battements et des bruits du cœur et par l'absence d'impulsion. La petitesse et le défaut de résistance du pouls sont des symptômes communs ainsi que la cyanose de la face et la stase cervicale.

Si la dilatation du cœur droit s'accompagne de l'insuffisance des valvules tricuspides, on observe toute une nouvelle série de phénomènes. L'insuffisance en elle-même est caractérisée par la présence d'un souffle systolique dont le maximum est localisé à la base de l'appendice xiphoïde. Mais ce souffle fait parfois défaut, et il est presque toujours difficile à saisir. Une des premières conséquences de l'insuffisance tricuspide, c'est le gonflement des veines jugulaires ; si la lésion persiste en s'aggravant on peut avoir le phénomène du pouls veineux. Ce dernier signe ne peut jamais induire en erreur et permet de diagnostiquer d'une façon certaine l'insuffisance des valvules tricuspides. A une époque plus avancée de la maladie cette insuffisance peut donner lieu aux congestions viscérales et autres. Le foie, les reins, le cerveau, la rate elle-même peuvent se congestionner sous l'influence de la stase veineuse. La muqueuse gastro-intestinale ne tarde pas aussi à se ressentir de l'hyperhémie chronique, état qui se traduit par de la dyspepsie et de la diarrhée, accidents qu'il est si habituel de rencontrer chez les phthisiques. Arau, dans ses leçons cliniques sur les maladies de l'utérus et Scanzoni de Wurzburg, dans son Traité pratique des maladies des organes sexuels de la femme, signalent la fréquence de la congestion de la muqueuse utérine chez les femmes phthisiques atteintes d'insuffisance des valvules tricuspides. Cette congestion utérine chronique ne pourrait-elle pas être la cause des accouchements prématurés et des avortements que l'on rencontre assez souvent chez les tuberculeuses.

M. Jaccoud a cru voir dans l'insuffisance des valvules tricuspides une condition heureuse pour la régularisation de la circulation cardio-pulmonaire des phthisiques. Cette valvule dans ces cas jouerait en quelque sorte le rôle d'une soupape de sûreté donnant issue au trop plein. Cette même idée était émise en Angleterre en 1837 par E. W. King dans les Guy's Hospital Reports T. II. Voici en quelques mots l'ingénieuse théorie mise en avant par M. le professeur Jaccoud. L'augmentation de la pression artérielle résultant de l'oblitération partielle des artères pulmonaires est la cause déterminante immédiate de l'hémorrhagie secondaire. Cette hémorrhagie est aussi favorisée par la dénudation des vaisseaux et par la formation d'anévrysmes sur le trajet des artères, celles-ci n'étant plus soutenues par le parenchyme pulmonaire, ainsi que l'a démontré Rasmussen dans un remarquable travail. Dans ce cas l'hémoptysie devrait être constante chez les phthisiques. L'insuffisance des valvules tricuspides, d'après l'auteur, offrirait une condition compensatrice à l'oblitération des ramifications de l'artère pulmonaire. Chaque fois que l'auteur a rencontré des ulcérations pulmonaires considérables avec l'absence d'hémoptysies tardives, il a constaté une dilatation plus ou moins large de l'orifice tricuspide. Les recherches de M. Jaccoud ont porté sur 50 cas. Dans un certain nombre d'entre eux l'insuffisance valvulaire n'a pas été reconnue pendant la vie. Sans vouloir nier l'influence compensatrice de la dilatation du cœur droit et de l'insuffisance tricuspide consécutive, nous pensons avec les auteurs de l'article Cœur du Dictionnaire encyclopédique, qu'il y a un peu d'exagération dans la manière de voir de l'éminent professeur. Il existe un grand nombre de malades chez qui l'hémoptysie ne paraît qu'à de rares intervalles et qui n'ont pas d'insuffisance tricuspide.

Si l'on admet l'augmentation de la tension sanguine dans l'artère pulmonaire et ses branches, comment se fait-il que le plus souvent, à l'autopsie, on ne trouve pas le cœur dilaté, et qu'au contraire il est en général diminué de volume ? Nous croyons que la dilatation cardiaque constitue un phénomène passager dans le cours de la tuberculose. Plus tard la masse sanguine subit une spoliation quantitative ainsi que le restant du corps et l'équilibre s'établit entre celle-ci et le champ circulatoire.

DIAGNOSTIC DES LÉSIONS CARDIAQUES

DANS LA TUBERCULOSE PULMONAIRE CHRONIQUE.

L'état des poumons d'un tuberculeux une fois bien constaté, le degré des altérations bien reconnu ; est-il intéressant de s'enquérir de la situation du cœur ? Nous croyons que oui ; non-seulement nous avons vu que le cœur n'était pas étranger aux modifications qui se passaient dans les poumons, mais encore pouvait-il aggraver certains symptômes. L'examen du cœur peut même faire soupçonner l'éclosion de tubercules dans les poumons, alors que ceux-ci n'en fournissent aucun signe physique. Les battements retentissants avec propagation lointaine, soit sous la clavicule gauche mais surtout sous la clavicule droite, doivent faire soupçonner une induration pulmonaire ? Nous avons vu qu'il n'était pas nécessaire que cette induration fût très prononcée pour donner lieu au phénomène de la propagation. Cette excitabilité cardiaque du début de la tuberculose peut induire en erreur et faire croire à une affection cardiaque, méprise qu'il est d'autant plus facile à commettre que très souvent chez ces malades on rencontre des souffles qui, pour être extra cardiaques, ne sont pas moins faits pour tromper le médecin, localisés qu'ils sont parfois aux foyers d'auscultation des divers orifices. M. le professeur Potain nous a cité des cas de jeunes gens ayant été réformés comme impropres au service militaire à cause des accidents que nous venons de signaler et comme atteints d'affection cardiaque alors qu'en réalité ils commençaient une tuberculose.

Les résultats fournis par la percussion du cœur peuvent parfois être une source d'erreur. On pourrait en effet parfois croire à une augmentation de l'organe, alors qu'il n'en est rien.

Par le fait de la diminution du volume du poumon, le cœur peut remonter au-dessus de sa position normale, le diaphragme s'élever, et le médiastin être refoulé dans le côté le plus malade. L'étendue de la matité cardiaque peut avoir l'air d'augmenter par le fait du retrait de l'un ou de l'autre poumon, mais ce phénomène est surtout accentué alors que c'est le poumon gauche qui se rétracte. Il ne faut donc pas conclure trop vite en faveur d'une augmentation de volume du cœur qui, dans l'espèce, serait probablement due à une dilatation du cœur droit. Mais si cette première présomption est doublée d'autres symptômes, tels que de la faiblesse de l'impulsion cardiaque, des palpitations et de la diminution du bruit systolique, il sera permis de croire à l'existence de la dilatation ventriculaire.

Si celle-ci a entraîné de l'insuffisance relative de l'orifice tricuspide, on aura des signes propres à cette altération, tels que le souffle xiphoïdien, le gonflement et les pulsations des veines jugulaires et le pouls veineux. Les accidents consécutifs, tels que la cyanose, les congestions hépatique et rénale et les hydropisies, viendront ensuite.

La dégénérescence graisseuse du cœur n'a pas de

signes propres. Mais il est certain qu'on la rencontre très souvent dans la tuberculose pulmonaire. Il en résulte que chaque fois qu'on constatera chez un tuberculeux une tendance marquée à l'asystolie accompagnée de congestions dans les viscères éloignés, on devra plutôt croire à la dégénérescence graisseuse du cœur qu'à la simple dilatation.

PRONOSTIC DES AFFECTIONS CARDIAQUES DANS LA TUBERCULOSE PULMONAIRE CHRONIQUE

L'examen du cœur peut parfois fournir des renseignements très utiles pour le pronostic dans le cours de la tuberculose, mais surtout dans les périodes ultimes que cet examen prend une importance réelle.

Les accès de palpitation d'une certaine intensité et revenant quotidiennement doivent faire craindre l'apparition d'une hémoptysie, accident qui met en général un terme à ces accès. Il est inutile d'insister sur la gravité des soupçons que l'on doit éprouver si l'on a constaté les signes de la sténose pulmonaire chez un adolescent. D'après Lebert, la tuberculose qui se développe chez les individus porteurs de cette lésion, affecterait une forme lente et nécessairement mortelle.

La dilatation cardiaque constitue une des complications les plus graves de la tuberculose, car le plus souvent les personnes atteintes de cette maladie ne sont plus à même de faire une hypertrophie compensatrice, ou du moins celle-ci ne s'établit que d'une façon incomplète. Lorsque cette dilatation se complique d'une insuffisance relative des valvules tricuspides, nous pensons que l'état du malade se trouve sensiblement aggravé à cause des congestions viscérales qui ne tardent pas à se produire.

La péricardite tuberculeuse, au début de la tuberculose, peut guérir sans laisser d'autres traces que la formation de fausses membranes qui, plus tard, s'infiltrent de granulations tuberculeuses ; mais lorsqu'elle arrive vers la fin, elle constitue une complication des plus redoutables.

Lorsqu'on a constaté les signes de la dégénérescence graisseuse du cœur, on doit s'attendre à une fin prochaine, car cette altération constitue pour ainsi dire l'expression de la déchéance complète de l'économie.

THÉRAPEUTIQUE DES AFFECTIONS CARDIAQUES DE LA TUBERCULOSE PULMONAIRE

Nous n'avons pas grand'chose à dire au sujet de la thérapeutique des affections cardiaques dans le cours de la tuberculose. La plupart d'entre elles ne réclament une médication différente que lorsqu'elles existent en dehors de l'état pulmonaire. Nous voudrions cependant dire quelques mots au sujet du traitement des palpitations cardiaques. Chez les malades dont le cœur est agité de battements violents et dont le pouls est fort, vibrant, nous pensons que l'usage du bromure de potassium peut être d'un réel secours, tandis que dans les autres formes de palpitations où, au contraire, le pouls est mou et dépressible, la digitale trouvera son emploi.

Lorsque les palpitations sont liées à un état dyspeptique de l'estomac, il est très important de surveiller le régime des malades. On pourra leur conseiller l'usage du lait d'ânesse et surtout leur faire faire des repas moins copieux, mais pris à des intervalles moins espacés.

INDICATIONS BIBLIOGRAPHIQUES.

AUTEURS FRANÇAIS.

Amat. — De l'Insuffisance tricuspide, th. de Paris, 1874.

Andral. — Bull. Soc. Anat., p. 118, 1872.

Aran. — De l'Atrophie graisseuse du cœur, Rev. Méd. chir. de Paris, août 1855.

Aran. — Leçons cliniques sur les maladies de l'Utérus, p. 370, Paris.

Barèty. — De l'Adénopathie trachéo-bronchique en général et en particulier dans la Scrofule et la Phthisie pulmonaire, th. Paris, 1874.

Barrabé. — Etude des lésions cardiaques dans le cours de la Phthisie pulmonaire chronique, th. Paris 1878.

Baumès, — Traité de la Phthisie pulmonaire, Paris.

Bayle. — Recherches sur la Phthisie pulmonaire, Paris.

Beau. — Traité expérimental et clinique d'auscultation appliquée aux maladies du cœur et des poumons, Paris, 1856.

Bernard Cl. — Leçons de Physiologie, Paris, cours 1854-1855.

Biron. — Contribution à l'étude de la Péricardite tuberculeuse, Paris, th. 1877.

Blachez. — De la Stéatose, th. Paris 1866.

Bouillaud. — Cliniques médicales de l'hôpital de la Charité, Paris, 1837.

Brault A. — Obs. de Péricardite tuberculeuse. Variole. Mort. Progrès Médical, 1880, p. 1041.

Brissaud E. — Etude sur les tuberculoses locales, Paris 1880.

Brun-Bourdaux. — Contributions à l'étude des maladies du cœur droit dans la Phthisie, th. Paris 1877.

Budin. — Rétrécissement acquis de l'orifice pulmonaire dans la Phthisie pulmonaire. Bull. Soc. anat., p. 447, 1873.

Choyau. — Des bruits pleuraux et pulmonaires dus aux mouvements du cœur, th. Paris 1869.

Corvisart. — Essai sur les maladies organiques du Cœur, Paris 1806.

Fonssagrives. — Th. Paris, 1861.

Gourraud X. — De l'influence pathogénique des maladies pulmonaires sur le cœur droit, th. Paris, 1865.

Grisolle. — Pathologie interne, t. II, Paris, 1874.
Gros C. — Bull. Soc. anat., Paris, 1859.
Guéneau de Mussy. Noël. — Cliniques médicales, Paris, 1874.
Guillot, Natalis. — Journal l'Expérience, Paris, 1838.
Hérard et Cornil. — De la Phthisie pulmonaire, Paris, 1867.
Hugues. — Des oblitérations et des rétrécissements congénitaux de l'art. pulmonaire, th de Paris, 1874.
Jaccoud, — Leçons de clinique médicale professées à l'hôpital de Lariboisière, Paris.
— Pathologie interne, t. I, Paris, 1877.
Laënnec. — Traité de l'Auscultation médiate, Paris.
Lancereaux. — Atlas d'Anatomie pathologique. Obs. CXLII, Paris.
Landouzy. — Bull. Soc. anat., Paris, 1878.
Lasègue. — Des Intermittences cardiaques, Arch. Gén. méd., Paris, 1872.
Leudet. — Arch. gén. méd., juillet 1863.
Louis. — Recherches anat. path. et thérapeutique sur la Phthisie, Paris, 1843.
Mahot. — Des battements du foie dans l'insuffisance tricuspide, th. Paris, 1869.
Meynet. — Rétrécissement de l'orifice de l'art. pulmonaire consécutif à une endocardite valvulaire. Phthisie pulmonaire, Gaz. de Lyon, n° 38, p. 538, 1867.
Mezbourian. — Du diagnostic des bruits de souffle extra-cardiaques, th. Paris, 1874.
Parrot. — Arch. Gén. méd., Paris, 1865.
Paul C. — Rétrécissement de l'art. pulmonaire, Paris, Gaz. Heb., 1871, Union méd., 1871.
Perroud. — De la mort subite chez les phthisiques, Lyon méd., 1871.
Peter. — Antagonisme entre les maladies du Cœur et la tuberculisation, Gaz. des hôp., Paris, nos 97, 99, 1875.
Petit. — Rétrécissement de l'art. pulmonaire, Endocardite végétante, Pneumonie caséeuse, Bull. Soc. anat., 1873, p. 400,
Philouze. — Bull. Soc. anat., 1826, p. 158.
Pidoux. — Etude générale et pratique sur la Phthisie, Paris, 1874.
Portal. — Observations sur la nature et le traitement de la Phthisie pulmonaire, Paris, 1809.
Potain et Rendu. — Art. Cœur. Dict. ency., Paris.
Proust. — Gaz. méd., Paris, 1865.
Raynaud. — Art. Cœur. Dict. Jaccoud, Paris.
Rilliet et Barthez. — Traité clinique et pratique des maladies des Enfants, Paris.
Schœffel. — Th. Paris, 1855.

Sénac. — Traité de la structure du Cœur, de son action et de ses maladies, 2 vol., Paris, 1749.
Solmon. — Th. Paris, 1868.
Terrillon. — Bull. Soc. anat, Paris, 1867.

AUTEURS ANGLAIS.

Barlow C. R. — On the causes of dilatation and hypertrophy of the Heart, Guys' Hosp., reports, London, 1847.
Burrows. — On tubercular pericardites, Med. chir., trans., 1847.
Chambers. — Medical Times, 1852.
Chevers, Norman. — London medical gazette. oct. 1851.
Clarke. — A treatise of pulmonary Consumption and scrofulous diseases, London, 1834.
Dobbell.
Fothergill, Milner. — The mutual relations of diseases, of the Heart and respiratory Organs, Lancet, 1874, p. 626.
— On Cardiac intermittency, Lancet, 1872.
Fox, Wilson. — Analysis of obs. on Temp, Pulse, and Respiration in Phthisis and acuse tuberculisation of the lungs; Med. et Chir., trans., London, 1873.
Graves. — Clinical Lessons.
King E. W. — Essay on the safely valve function in the righs ventricle, of the human Heart, Guys' hosp., reports, t. II, 1837.
Ormerod. — Lond. Med. Gaz., nov. 1849.
— On a systolic Murmur in the pulmonary artery , Edin. Med. et Surg. Journal, 1846.
Paget. — Lond. Med. gaz., vol. II, Aug. 1847.
Palmer Th. — On subclavian murmur, Lancet. vol. II, 1868, p. 306,
Peacock. — On the weights and dimensions of the Heart in health and diseases, Monthly, Journal, 1854.
Pepper. — A case ot chronic pericarditis with tuberculous pleurisy, Phil. med, Times, 1874.
Quain. — On fatty diseases of the Heart, London, 1851.
Shapter. — Obs. on diseases of the Heart and lungs, Brit med. Journal, 1866.
— Notes and Obs. on diseases of the Heart and lungs, Brit· med. Journal, 1875.
Smart. — Stenosis of the pulmonary artery, from endocarditi, sin the

fœtal stage, increased by endocarditis after puberty death by Phthisis, Lancet, 1871,

Stokes. — A treatise on diseases of the Heart.

Townsend. — Dublin, Journ. med. Sciences, vol. I, 1832.

— Obstruction of the pulmonary veins by tubercular mass, in the wall of the left Auricle, Dub. Journ. med. Sc., janvier 1863.

Walshe W. H. — A practical treatise on diseases of the lungs and Heart, London, 1871.

AUTEURS ALLEMANDS.

Bamberger. — Beitrage zür Phys., v. Path. des Herzens, Virchows, Arch. IX, Bd., 1856, s. 348.

Eichorst. — Péricardite tuberculeuse, Charité Annalen, t. II.

Erichsen. — Ein Beitrag zur Casuistik der Erkraukungen der Pulmonalarterie, Pétersburg, med. Zeits, 1.

Frerichs. — Ueber stenose des Ostium arteriosum der rechten Herzkammer, Charité Annalen., Berlin, 1863.

Friedreich — Traité des maladies du Cœur, Paris, 1873.

Frommels (Ernest). — De la concomitance de la Phthisie pulmonaire avec les altérations des valvules cardiaques, Archiv. der Heilkunde, p. 238 1875, et Rev. Sc. méd., t. VII, p. 158, 1876.

Gunsburg. — Klinik der Kreislaufs und athmeng sorgam, Berlin, 1856.

Haberling. — De tuberculosi myocardii, Diss., Breslau, 1865.

Klob. — Miliartuberkel in Herzen, Ztschr. des K. K. Gesellsch. der Aertze zu wieu, n° 49, 1869.

Kreysig. — Die Krankheiten des Herzens, Berlin, 1815.

Lebert H. — Traité clinique et pratique de la Phthisie pulmonaire, Paris, 1879.

— Ueber den Eiufluss der stenose des conus arteriosus des ostium pulmonale und der Pulmonalarterie auf Eutstehung von tuberkulose, Berliner Klin, Wochens, 1867.

— Clinical lecture ou congenital pulmonary stenosis, Med. Times et Gaz., London, 1870.

Mannkopf. — Archiv. f. Anat. v. Phys., n° 4, 1863, Berlin.

Oppolzer. — Cliniques, Wien, 1868.

— Wien med., Presse., n° 42, 1869.

Recklinghausen. — Tuberkel des Myocardium, Arch. Virchow, 1859, XVI, p. 172.

Scanzoni. — Traité pratique des maladies des organes sexuels de la femme, Paris, p. 292.

Stolker. — Beitrage zur Path. der augeborenen stenose der arteria pulmonalis, Schweitzer Zeitschr. f. Heilkunde, Bd. III, Heft, 304, 1864. (Statistique sur la coïncidence du Rétrécissement de l'art. pulm. avec Phthisie pulmonaire.)

Wagner. — Fettmetamorphose des Hertzfleiches, Leipsig, 1864.

Wagner E. — Tuberkel des Endocardium, Arch. f. Heilkunde, 1861, II, p. 574.

Waldeyer. — Tuberculose des Myocardium, Virchows, Archiv., Bd. 35, 1866, s. 218.

Paris. — A. PARENT, imp. de la Fac. de médec., rue M.-le-Prince, 31.
A. DAVY, successeur.

www.ingramcontent.com/pod-product-compliance
Ingram Content Group UK Ltd.
Pitfield, Milton Keynes, MK11 3LW, UK
UKHW022129170726
13837UKWH00003B/1454

9 782329 115887